Über den Einfluss des Klimas auf den Menschen

Über den Autor:

Zacharias Hugo Oppenheimer, geboren in Michelfeld, war ein einflussreicher deutscher Mediziner und Professor an der Universität Heidelberg. Als Nachkomme der seit dem 18. Jahrhundert in Michelfeld ansässigen Familie Oppenheimer, begann er seine akademische Laufbahn mit einem Medizinstudium in Heidelberg. Oppenheimers akademischer Weg setzte sich fort, als er in Heidelberg habilitierte und zum außerordentlichen Professor der Medizin ernannt wurde. Sein wissenschaftlicher Beitrag umfasste zahlreiche medizinische Schriften, die ihm weitreichende Anerkennung einbrachten.

Oppenheimers Leben und Werk hinterließen einen bedeutenden Eindruck in der medizinischen Welt und trugen zur Entwicklung der medizinischen Wissenschaft in Deutschland bei. Sein Erbe lebt in seinen Schriften und in der Geschichte der Universität Heidelberg weiter. Zacharias Hugo Oppenheimer hinterließ ein bleibendes Vermächtnis als einer der herausragenden Mediziner seiner Zeit.

Über das Buch:

Entdecken Sie in "Über den Einfluss des Klimas auf den Menschen" von Dr. Z. Oppenheimer und Paul-Alexander Beckerburg, wie das Klima unsere Gesundheit, Psyche und Kultur prägt. Dieses bahnbrechende Buch enthüllt die verborgenen Verbindungen zwischen Umwelt und menschlichem Wohlergehen, untersucht die Auswirkungen von Luftqualität, Sonneneinstrahlung und saisonalen Veränderungen auf unser Verhalten und beleuchtet die globalen Herausforderungen durch den Klimawandel. Mit einer Mischung aus klassischer Weisheit und moderner Forschung ist dieses Werk ein dringender Weckruf zur Reflexion und Aktion im Kampf gegen den Klimawandel – ein Muss für jeden umweltbewussten Leser.

Dr. Z. Oppenheimer
und
Paul-Alexander Beckerburg

Über den Einfluss des Klimas auf den Menschen

Ursprünglich erschienen:

C. G. Lüderitz'sche Verlagsbuchhandlung.

ToppBook Wissen Bd. 87

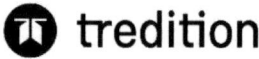

© 2023 Zacharias Oppenheimer, Paul-Alexander Beckerburg

Sprache der Originalausgabe: Deutsch

Druck und Distribution im Auftrag des Autors/der Autorin:
tredition GmbH, Halenreie 40-44, 22359 Hamburg, Deutschland

ISBN Softcover 978-3-384-11992-6

Das Werk, einschließlich seiner Teile, ist urheberrechtlich geschützt. Für die Inhalte ist der Autor/die Autorin verantwortlich. Jede Verwertung ist ohne seine/ihre Zustimmung unzulässig. Die Publikation und Verbreitung erfolgen im Auftrag des Autors/der Autorin, zu erreichen unter: tredition GmbH, Abteilung "Impressumservice", Halenreie 40-44, 22359 Hamburg, Deutschland.

Inhaltsverzeichnis

I. KLIMATISCHE WIRKUNGEN IN KLASSISCHER SICHT..................7
II. DIE HEUTIGE SICHTWEISE...45
  1. EINFÜHRUNG..45
    1.1 Bedeutung des Klimas in der heutigen Zeit...............45
    1.2 Kurze Historie des Verständnisses von Klimaeinflüssen 46
  2. PHYSIOLOGISCHE EINFLÜSSE DES KLIMAS........................50
    2.1 Temperatur und menschliche Gesundheit................50
    2.2 Luftqualität und Atmung.......................................52
    2.3 Sonneneinstrahlung und Haut...............................54
  3. PSYCHOLOGISCHE UND VERHALTENSEINFLÜSSE...................57
    3.1 Saisonal bedingte affektive Störungen (SAD)............57
    3.2 Klima und tägliches Verhalten...............................60
    3.3 Klima und soziale Interaktionen............................62
  4. ERWARTETE VERÄNDERUNGEN DER EINFLÜSSE DURCH DEN KLIMAWANDEL 66
    4.1 Langfristige gesundheitliche Auswirkungen..............66
    4.2 Klima im Kontext verschiedener Kulturen................68

I. Klimatische Wirkungen in klassischer Sicht

Das Stellungsverhältnis der Erde zur Sonne bringt es mit sich, dass die Wärme auf der Erde vom Äquator nach den Polen hin in bestimmter Weise abnimmt. Aufgrund dieses Verhältnisses würden, wenn die Erdoberfläche durchweg von homogener Beschaffenheit wäre, alle Orte, die auf demselben Breitenkreis, also in gleicher Entfernung vom Äquator liegen, dieselbe Wärme besitzen. Dieses von der geographischen Breite abhängende Klima kann man solares Klima nennen. Ursprünglich bedeutet das Wort auch nichts anderes, als die Neigung zur Sonne, und dem entspricht auch die Einteilung einer Erdhälfte in die heiße, gemäßigte und kalte Zone. Das solare Klima ist aber nicht das wirkliche; es bildet nur einen Faktor desselben, da neben dem Breitengrad die kontinentale oder ozeanische Lage, die Erhebung über dem Meer und die Winde von größter Bedeutung sind.

Die kontinentale oder ozeanische Lage bringt die Verschiedenheit von See- und Kontinentalklima hervor. Das Seeklima ist gleichmäßiger, im Sommer kühler und im Winter wärmer als das Kontinentalklima, weil das Wasser sich langsamer erwärmt, aber auch langsamer ausstrahlt als das Festland, und die Erwärmung der untersten Luftschichten wesentlich vom Verhalten der Erdoberfläche abhängt. Schon zwischen Tag- und

Nachttemperatur findet sich dieses Verhältnis sehr auffällig. Während auf dem Meer die Nächte verhältnismäßig wenig von der Tagestemperatur abweichen, fanden Reisende in der Wüste oft einen Unterschied von 30°, so dass sie selbst durch den Frost sehr litten und Tiere oft erfroren. Für Mesopotamien gilt heute noch der Ausspruch der Bibel: „Des Tages verging ich vor Hitze, des Nachts vor Frost".

Analog dem Seeklima verhält sich das Klima von Inseln, Küsten- und Landstrecken, welche dem Meer nahe liegen, die sich durch eine größere Gleichmäßigkeit, größere Feuchtigkeit vom Kontinentalklima auszeichnen. Wohlbekannt ist in dieser Beziehung das Klima von England, wo die mittlere Temperatur des Winters fast nirgends unter den Gefrierpunkt herabgeht, wogegen aber auch die Wärme des Sommers verhältnismäßig unbedeutend ist. Deshalb gedeihen hier an manchen Orten, wie an den Küsten von Devonshire, Pflanzen, welche keiner großen Kälte widerstehen können, wie Myrten, Kamelien im Freien, während die Rebe, welche eine große Kälte ertragen kann, aber zu ihrem Gedeihen eine große Sommerwärme benötigt, in England nicht fortzukommen scheint. In Ungarn, wo die Winter kälter sind als in Nordschottland, wo kein Obstbaum mehr gedeiht, oder in Astrachan, das mit dem Nordkap gleiche Winterkälte hat, gedeihen die Trauben vortrefflich, weil durch die kontinentale Lage die Sommerwärme sehr beträchtlich ist. Noch viel auffallender ist die Wirkung einer kontinentalen Lage in

Irkutsk in Sibirien. Hier beträgt die mittlere Wintertemperatur -30°. Im Sommer hingegen steht das Thermometer wochenlang auf 30° über Null, und während des kurzen heißen Sommers wird Roggen und Weizen auf einem Boden gebaut, welcher in einer Tiefe von 3 Fuß beständig gefroren bleibt.

Neben der Sonne und der mehr ozeanischen oder kontinentalen Lage eines Ortes ist dessen senkrechte Erhebung zu berücksichtigen. Aus Gründen, die ich hier nicht erörtern kann, nimmt die Temperatur der Atmosphäre ab, je mehr man sich vom Äquator entfernt. Auf Gebirgen ist die Luft immer kälter als in der Ebene. Unter dem Äquator findet man im Mittel bei 16.000 Fuß Höhe eine Temperatur von 0°. Je weiter gegen Norden oder gegen Süden man sich vom Äquator entfernt, desto niedriger liegt dieser Punkt. Man kann sich also mit Recht vorstellen, dass an einem hohen Gebirge in der Nähe des Äquators alle Klimate in einer Reihenfolge repräsentiert sind, und die Erfahrung bestätigt diesen Satz dadurch, dass ein hoher Berg einen ähnlichen Pflanzenwechsel zeigt, wie man ihn bei einer Änderung nach dem Pol zu findet.

Von dem bedeutendsten Einfluss auf die klimatische Beschaffenheit eines Ortes sind ferner die Winde. Entstanden durch die ungleichmäßige Erwärmung neben- und übereinander gelegener Luftschichten, sind sie selbst wieder Ursache beträchtlicher Veränderungen in der Temperatur eines Ortes. Je nach seiner Lage ist derselbe den kalten oder den warmen Winden offen, und so finden sich Abänderungen der klimatischen Beschaffenheit, welche einem Ort vermöge seiner geographischen Lage und seiner Höhe zukommen würde. Besonders aber sind die Winde deshalb von so großer Bedeutung, weil der Feuchtigkeitsgrad der Luft größtenteils davon abhängt. Kommt der Wind über große Wassermassen einher, so ist die Luft mit Wasserdampf gesättigt, welcher bei einer gewissen Abkühlung als Schnee oder Regen herausfällt. Deshalb sind bei uns die Westwinde Regenwinde und die Ostwinde trocken. Umgekehrt verhält es sich auf der Ostküste von Nordamerika. Dort kommen die Westwinde aus dem Binnenland und zeichnen sich durch große Trockenheit aus, während bei Ostwind Regen fällt.

Wie wichtig diese Verschiedenheit im Feuchtigkeitsgrad der Luft ist, zeigt sich bei einem Vergleich mancher Sitten und Gewohnheiten von Bewohnern feuchter und trockener Gegenden. In Nordamerika sind wie bei uns die Westwinde, besonders Südwestwinde die vorherrschenden. Wie schon erwähnt, bringen diese trockene Luft, und trotz der Lage am Meer ist daher die Luft in den Neu-Englandstaaten trocken. Infolge davon werden alle Gegenstände, die Wasser enthalten, leicht ausgetrocknet.

Ein neu gebautes Haus kann in Nordamerika sofort bezogen werden, ohne dass die Bewohner einen schädlichen Einfluss durch die Feuchtigkeit der Wände zu befürchten hätten. Die Brotvorräte, welche man in Europa wochenlang aufbewahren kann, werden dort in wenigen Tagen ungenießbar. Die Wäsche trocknet leicht, und ähnlich verhält es sich mit manchen anderen Gewohnheiten. So erklärt es sich, warum die Amerikaner sich häufig über die Langsamkeit europäischer Bevölkerung erstaunen und sich so schwer in unsere Sitten und Lebensweise gewöhnen können.

Die Temperatur, die Veränderungen des atmosphärischen Drucks, der ruhige Luftzustand oder die Wirkungen der Winde und der Feuchtigkeitsgrad der Luft sind also die einzelnen Faktoren, die bei der Beurteilung eines Klimas in Betracht kommen und welche einem Klima ein bestimmtes Gepräge geben. Man darf sich jedoch nicht vorstellen, dass diese Bedingungen immer dieselben bleiben und das Klima eines Ortes unveränderlich sei. Schon die tägliche Umdrehung der Erde um ihre eigene Achse, die jährlich wechselnde Stellung der Sonne zur Erde bringt einen Wechsel der Erscheinungen, der mit mathematischer Regelmäßigkeit eintritt. Noch mehr aber werden Schwankungen in dem Gang der klimatischen Verhältnisse durch das unaufhörliche Spiel der Winde hervorgebracht. Man kann wohl behaupten, dass durch diese Momente die physikalischen Eigenschaften der Atmosphäre keine Stunde des Tages gleichbleibend sind, dass die Temperatur und mit ihr die Bewegung und der Dampfgehalt der Luft fortwährend Änderungen zeigen.

In dieser ewig wechselnden Atmosphäre lebt der Mensch, findet hier den zu seiner Erhaltung notwendigen Sauerstoff, ohne den das Leben keine Minute bestehen kann.

Wir dürfen deshalb wohl fragen, wie verhält sich der menschliche Organismus zu jenen Schwankungen und Änderungen im Zustand der Atmosphäre, wie wirkt das Klima auf ihn ein?

Wenn man die Wirkung eines Körpers auf einen anderen begreifen will, so muss man die Eigenschaften beider kennenlernen, denn die Wirkung ist das Resultat der Eigenschaften beider. Fürchten Sie nicht, dass ich alle Eigenschaften des menschlichen Körpers aufzählen werde; es wird ausreichen, hier auf diejenige aufmerksam zu machen, welche unserem Zwecke genügt.

Der menschliche Organismus besitzt die Fähigkeit, seine Temperatur konstant zu erhalten. Zahllose Untersuchungen, die man in den verschiedensten Gegenden der Erde, unter der Gluthitze der Küste von Afrika sowie in der polaren Zone, am Fuße der Gebirge und in einer Höhe von mehreren tausend Fuß über der Meeresoberfläche gemacht hat, haben das überraschende Resultat geliefert, dass die Eigenwärme des Menschen, welche mit hinlänglicher Sorgfalt in der Achsel- oder Mundhöhle gemessen wurde, nahezu sich gleich bleibt. Sie beträgt zwischen 29 und 30 Grad Reaumur, und die möglichen Schwankungen bei einem Gesunden machen kaum einen Grad aus. Selbst Temperaturdifferenzen in der äußeren Luft von 50 und mehr Grad hatten nur den Erfolg, dass die Eigenwärme etwas mehr als einen halben Grad von der Norm abwich. Während die Lufttemperatur in der Umgebung des Schwarzen und des Eskimos um 40–50° verschieden sein können, hat das Blut beider dennoch die gleiche Temperatur. Größere Abweichungen von der Norm sind als Zeichen von Erkrankungen aufzufassen, und Steigerungen der Körperwärme um 3 bis 4 Grad, oder Verminderung derselben um 2 Grad bedingen die größte Lebensgefahr.

Die Ursache dieser Erscheinung ist einerseits in den Verbrennungsprozessen innerhalb des Körpers, andererseits in der Abgabe von Wärme zu suchen. Dass solche Verbrennungen innerhalb des Körpers vorkommen, ja dass unsere physiologischen Tätigkeiten samt und sonders von Oxydationen der zugeführten Nahrung und der aus der Nahrung gebildeten Gewebe und Organe abhängig sind, unterliegt keinem Zweifel. Wo der chemische Prozess der Verbrennung, der schließlich wie auch außerhalb des Organismus zur Bildung von Wasser und Kohlensäure führt, eine kurze Zeit unterbrochen ist, da tritt der Tod des Organs ein. Durch diese Wärmebildung im Körper müsste die Temperatur des Körpers fortwährend steigen, wenn nicht zugleich eine Abgabe der Wärme nach außen stattfände. Und diese Abgabe findet in der Tat besonders in zwei verschiedenen Weisen statt. Erstens verliert der Körper Wärme, indem er kalte Getränke und Nahrungsmittel auf seine Temperatur erwärmt, und indem die kalte eingeatmete Luft als warme wieder ausgeatmet wird. Dazu kommt noch, dass die eingeatmete

Luft mit Wasserdampf gesättigt den Organismus verlässt. Durch diese Vorgänge verliert der Mensch jedoch nur einen kleinen Bruchteil der von ihm erzeugten Wärme. Den größten Teil seiner Wärme verliert der Körper zweitens durch Strahlung, Leitung und Verdunstung.

Die Strahlung der Wärme ist unter gewöhnlichen Verhältnissen nicht sehr bedeutend, weil die Differenz zwischen der Temperatur des Körpers und seiner Umgebung nicht sehr groß ist, und gerade von dieser Verschiedenheit die Größe der Wirkung abhängt. Wenn aber die äußere Temperatur sehr niedrig ist, dann tritt die Wirkung der Strahlung recht auffallend hervor. Die den Winter in arktischen Gegenden verweilende Mannschaft von Kapitän Ross und Franklin und Anderen hatte viel davon zu leiden. Hier betrug die Kälte manchmal -48°, es bestand also eine Differenz von 70 - 80°, und die Strahlung äußerte sich, indem an allen nicht bedeckten Teilen Schmerz und Frost auftrat.

Neben der Strahlung wirkt die Leitung der Wärme vermindernd auf die Körpertemperatur. Atmosphärische Luft ist zwar ein schlechter Wärmeleiter, gehört selbst zu den schlechtesten, so lange sie trocken ist. Wenn sie aber mit Feuchtigkeit gesättigt ist, besonders aber, wenn das Wasser in sichtbarer Form als Nebel oder Wolke darin enthalten ist, dann leitet sie die Wärme vortrefflich und entzieht dem Körper eine beträchtliche Wärmemenge. Dieser Wärmeverlust steigert sich noch, wenn die nasskalte Luft heftig bewegt ist, und immer neue

Schichten der feuchten Atmosphäre an uns vorbeigehen. So erklärt sich die überraschende Erscheinung, dass die Bevölkerung in Russland eine Kälte von -30° leichter erträgt als ein Schneegestöber. Im ersten Fall ist die Luft windstill und trocken, im zweiten feucht und bewegt.

Endlich ist die Verdunstung noch besonders in Betracht zu ziehen. Verdunstung nennt man die Bildung von Dampf an der freien Oberfläche der Flüssigkeiten, während das Kochen darin besteht, dass sich auch im Innern der Flüssigkeiten Dampf bildet. Die Verdunstung geht bei jeder Temperatur vor sich, der sich bildende Wasserdampf wird von der Atmosphäre aufgenommen, bis sie bei ihrer jeweiligen Temperatur mit Wasserdampf gesättigt ist. Je höher die Temperatur der Luft ist, desto mehr Wasserdampf kann sie aufnehmen.

Der Mensch verliert nun unter gewöhnlichen Verhältnissen täglich ungefähr 800–1000 Gramm, also nahezu 2 Pfund Wasser durch Verdunstung vonseiten der Haut. Da nun bei Dampfbildung 640 Wärmeeinheiten latent werden, ist zur Verdunstung von 2 Pfund Wasser ungefähr so viel Wärme verbraucht worden, als ausreichen würde, um 11 Pfund geschmolzenes Eiswasser zum Sieden zu erhitzen. Wenn die Haut feucht und die Luft trocken und bewegt ist, kann noch viel mehr Wärme gebunden werden, welche unserem Körper entzogen wird. Um ein anschauliches Beispiel von der Größe der Verdunstung zu liefern, ist es interessant, die Wärme auszurechnen, welche nötig ist, um nasse Fußbekleidung zu trocknen. Gesetzt, wir hätten nur 3 Lot

Wolle bei einem Gang im Freien durchnässt, so würde hierzu so viel Wärme zum Trocknen nötig sein, wie zum Schmelzen von 1/2 Pfund Eis. Wer gegen nasse Fußbekleidung gleichgültig ist, würde sich doch bedanken, wenn man seine Füße zum Schmelzen eines halben Pfund Eises verwenden wollte.

Wie sich aus Vorhergehendem ergibt, hängt die Wärmeabgabe größtenteils von dem Zustand der äußeren Luft ab. Dem durch sie erzeugten Wärmeverlust muss eine Wärmebildung innerhalb des Organismus parallel gehen, wenn die konstante Temperatur des Körpers erhalten bleiben soll. Jeder Rauminhalt des Körpers muss jeden Augenblick so viel Wärme produzieren, wie er abgibt, wenn ein bewegliches Gleichgewicht hergestellt werden soll.

Es liegt nun die Frage sehr nahe, ob der Körper des Menschen die Fähigkeit besitzt, alle Schwankungen, welche in seiner Wärmeproduktion einerseits und in seiner Wärmeabgabe andererseits möglich sind, auszugleichen. Die Erfahrung gibt hierauf eine verneinende Antwort. Es sind dem menschlichen Organismus gewisse Grenzen gesetzt, über die hinaus seine Wärmeproduktion sich nicht erheben und unter die dieselbe nicht fallen kann, ohne Schaden zu verursachen. Diese Beschränkung der Tätigkeit des Organismus ist bei verschiedenen Volksgruppen und Konstitutionen nach Alter und Geschlecht verschieden. Ich erinnere hier nur an die lebhafte Wärmebildung bei Kindern, welche mit dem Stoffwechsel und Wachstum zusammenhängt, und an die verminderte Wärmeproduktion bei Greisen, welche das größere Bedürfnis nach warmer Kleidung und Wohnung erklärt. Die von der Geburt an allmählich erworbene Verfassung der Organe und Gewebe, noch mehr aber die durch eine lange Reihe von Generationen allmählich erblich gewordene Anlage ist von dem größten Einfluss auf die Tätigkeit des Organismus.

Diese Verschiedenheit der Wärmeproduktion macht es eigentlich nötig, die verschiedensten Konstitutionen und Volksgruppen in ihrer Beziehung zur Wärmeabgabe, d.h. zu den Veränderungen der physikalischen Eigenschaften der Atmosphäre und zum Klima zu betrachten. Wir müssen uns jedoch aus mannigfachen Gründen darauf beschränken, den Bewohner der gemäßigten Zone in seinem Verhalten zum Klima zu beobachten. Bei diesem wissen wir aus Erfahrung, dass das bewegliche Gleichgewicht zwischen Wärmeproduktion und Wärmeabgabe dann am leichtesten hergestellt ist, wenn er in landesüblicher Kleidung in einer Wärme von 15–20° sich befindet, oder ungekleidet in einer unbewegten Luft von 22–25°. Diese Zahlen sind natürlich nur ganz approximativ, da die Bewegung der Luft, ihre Dampfmenge, die Qualität der Kleidung nicht in Betracht gezogen ist. Wir können jedoch davon ausgehen und fragen, welche sind die Folgen einer höheren und einer niedrigeren Lufttemperatur, oder richtiger ausgedrückt, da die Temperatur der Luft, wie wir gesehen haben, nicht allein das Bestimmende ist, sondern durch die Temperatur, den Feuchtigkeitsgrad und den Bewegungszustand der Atmosphäre dem Körper bald mehr, bald weniger Wärme entzogen wird, welche sind die Folgen einer verminderten oder vermehrten Wärmeentziehung.

Bei einer verminderten Wärmeentziehung erhöht sich die Wärme der Haut, da sie weniger Wärme abgeben kann, als sie gewohnt ist. Die Haut wird in Folge davon blutreicher, schwillt an, was besonders deutlich ist, wenn der Übergang vom Kalten ins Warme rasch geschieht. Besonders ist der Eintritt der Transpiration dadurch möglich. Durch diesen Vorgang wird die Verdunstung auf der Haut erleichtert und der Überschuss von Wärme vom Körper entfernt.

Kommt diese Turgescenz der Haut nicht zustande, gibt sie das Wasser nicht leicht ab, was bei einzelnen Individuen selbst in der größten Hitze vorkommt, so fällt ein Faktor des Ausgleichungsprozesses aus, und es können schädliche Folgen eintreten. So erzählt Franklin, dass die Schnitter in Pennsylvanien, die der brennenden Sonnenhitze ausgesetzt im Freien arbeiten, nicht durch die Hitze geplagt sind, solange sie schwitzen, dass sie aber unterliegen, wenn der Schweiß aufhört. Um den Schweiß zu unterhalten, trinken sie reichliche Mengen von Wasser und Rum. Wenn nun auch durch die Verdunstung zunächst die Eigenwärme des Menschen auf der Norm erhalten bleibt, so entstehen doch in Folge der vermehrten Wasserscheidung durch die Haut mannigfache Erscheinungen. Je mehr Wasser dem Körper durch die Haut entzogen wird, desto weniger können die anderen Häute und Ausscheidungsorgane absondern. Die Schleimhäute werden trocken. Lunge und Darm verlieren ihre normale Feuchtigkeit, ein großes Durstgefühl stellt sich ein. Unter Umständen kann diese Vertrocknung einen günstigen Einfluss auf den Körper ausüben. Krankhaft vermehrte Schleimabsonderung in den Atmungs- oder in Verdauungsorganen kann dadurch beschränkt werden. Husten kann abnehmen und es kann selbst der Appetit durch die Heilung eines Unterleibskatarrhs sich steigern.

Bei gesunden Individuen wird der Wasserverlust durch reichliches Trinken ersetzt. Wenn derselbe aber einen höheren Grad erreicht hat, dann ist die Trockenheit so bedeutend, dass die Schleimhäute äußerst empfindlich werden und ihre normale Tätigkeit verlieren. Getrunkenes Wasser wird entweder nicht in den Kreislauf aufgenommen, es löscht den Durst nicht mehr, oder es kann selbst durch seine niedrige Temperatur schaden. Mit Recht warnt man vor einem kalten Trunk nach einem längeren Marsch. Die abnorme Spannung der trockenen Schleimhäute muss erst beseitigt werden, ehe sie wieder Flüssigkeiten ohne Schaden ertragen können, und wir erreichen unseren Zweck, indem wir warme Getränke oder Gemische von Wasser und Weingeist zum Getränk auswählen.

Bei dieser gestörten Tätigkeit der Verdauungsorgane wird das Bedürfnis nach Nahrung nicht lebhaft empfunden, der Appetit ist geschwunden, und es wird die Enthaltung von Nahrung wesentlich dazu beitragen, die Wärme des Körpers zu vermindern.

Die verminderte Nahrungszufuhr und die Verdünnung des Körperzustandes durch das reichlich getrunkene Wasser unterlassen nicht ihren Einfluss auf die Tätigkeiten der Muskeln und Nerven auszuüben. Große Mattigkeit, Hang zur Ruhe, körperliche und geistige Abspannung sind die notwendigen Folgen einer verminderten Wärmeentziehung.

Diese Wirkungen erfahren mannigfache Abänderungen, je nach dem Grad der Wärme, dem Feuchtigkeitsgrad und der Bewegung der Luft. Wenn wir einer warmen Luft ausgesetzt werden, die nicht vollständig mit Wasserdampf gesättigt ist, und uns dabei ruhig verhalten, so erreichen die angegebenen Veränderungen selten einen hohen Grad.

Das Nahrungsbedürfnis wird vermindert, der Stoffwechsel und die Tätigkeit des Nervensystems sind herabgesetzt. Bei Bewegung sind die Erscheinungen schon lästiger. Wenn aber an einem heißen Sommertag plötzlich Wolken sich über uns sammeln, wenn dadurch die unterste Schicht der Atmosphäre zwischen dem erhitzten Boden und den die Sonnenstrahlen absorbierenden Wolken eingeschlossen, wenn bei gleichzeitiger Windstille die Atmosphäre mit Wasserdampf überladen ist und in Folge davon jede Verdunstung aufhört, dann erreicht der Schweiß, die Mattigkeit, die Abgeschlagenheit einen unerträglichen Grad, und erst mit dem Gewitter fühlen wir uns freier. Interessant sind die Schilderungen über die Wirkungen des Sirocco. Wenn dieser Wüstenwind, von Süden her nach Italien kommend, einsetzt, und wenn während seiner 30- bis 40-stündigen Dauer das Thermometer sich über 30° erhebt, dann drückt die Hitze schwer auf jedes lebende Wesen. Die ganze Natur scheint abzusterben. Die Einwohner schließen Fenster und Türen, besprengen das Zimmer mit Wasser, keiner wagt sich leicht hinaus ins Freie. Springt der Wind um, so folgt immer Nordwind, die Tramontana, und alles atmet jetzt wieder auf.

Noch lehrreicher sind die Schilderungen, die uns aus den Antillen zukommen. Der erste Eindruck, den das Klima der Antillen auf den Neuangekommenen macht, der eine lange beschwerliche Seereise endlich überstanden hat, ist eine Art von allgemeiner Aufregung. Sie erzeugt das Gefühl von ungewohnter Kraft und Regsamkeit, alle Entfernungen erscheinen klein, alle anstrengenden Arbeiten werden dreist unternommen. Die Landeskinder lachen über diese Aufwallung, weil sie schon gar so oft Zeuge von der kurzen Dauer derselben waren. Schon nach 4 bis 5 Tagen ist der Eifer abgekühlt, der Körper ist träge und schlaff. Mit der Erhebung der Sonne über den Horizont scheint eine düstere Atmosphäre, eine Art schwerer Trunkenheit aufzusteigen, welche den Geist verdunkelt und den Körper lähmt. Der Gedanke an Bewegung erfüllt schon mit Schrecken; das Bedürfnis der Ruhe ist unwiderstehlich und man belacht jetzt nicht mehr die Trägheit der Landesbewohner. Man ist nur noch infolge eines äußeren Anstoßes tätig, und bei der geringsten Unruhe fühlt man sich wie im Schweiße gebadet. Der Schlaf ist ohne Erquickung, man erwacht mit schwerem Kopf, trägem Körper, wie nach einer durchschwärmten Nacht in Europa. Man wird gegen alles gleichgültig und nachlässig, und man muss schon ein wenig Stutzer sein, wenn die Kleidung nicht darunter leiden soll. Die Lebhaftigkeit des Bluts geht verloren, das Gesicht, anfangs rot, wird später bläulich-rot, der Blutfluss wird träge und all dies, in Verbindung mit einer keuchenden Respiration, deutet auf eine schlechte Blutbereitung hin.

Es dürfte hier der Ort sein, noch ein Moment zu besprechen, welches bei der Beurteilung des Einflusses, den das Klima auf den Menschen ausübt, von Wichtigkeit ist.

Ich meine nämlich die Eigenschaft der Haut, jede äußere Temperaturveränderung zu empfinden, den Wärmesinn. Jede Temperaturschwankung wird von der Haut empfunden, die Hautnerven übermitteln diese ihre Erregung zum Gehirn und bringen sie uns entweder zu Bewusstsein, oder die Erregung pflanzt sich auf andere Nervenfasern über und erhält dieselbe in einer Art geringer Tätigkeit. Wenn diese äußere Erregung der Hautnerven wegfällt, wie z. B. bei sehr warmer feuchter Luft, so verliert die Nerventätigkeit ein bedeutendes Anregungsmittel, und so erklärt sich die große Abgeschlagenheit, Abspannung und Apathie der geistigen Funktionen. Umgekehrt wirkt das Gewitter und die

Tramontana so rasch belebend auf Körper und Geist, dass man diese Anregung nicht von veränderter Ernährungsweise des Gehirns allein ableiten kann.

In etwas veränderter Weise zeigen sich die Erscheinungen, wenn wir allmählich von einer niederen Temperatur in eine höhere übergehen, wie dies z. B. beim Übergang vom Winter in den Sommer, bei einer langsamen Reise nach dem Süden der Fall ist. Hier gewöhnen wir uns allmählich an die verminderte Wärmeabgabe; wir richten unsere Verdauung, unsere ganze Ernährungsweise danach ein. Wir entfernen die wärmere Kleidung, um die Wärmeabgabe zu erleichtern. Das Nahrungsbedürfnis vermindert sich mit der steigenden Wärme der Luft. Die Verdauung wird langsamer, wir beschränken die Menge der Nahrungsmittel nicht nur, sondern wir wählen auch solche mit besonderer Vorliebe, welche weniger verbrennbares Material enthalten. Wir schaffen uns also einen Organismus, der weniger Wärme produziert und erleichtern die Abgabe durch leichte Kleidung. Es ist jedoch nicht jedermanns Sache, so leicht seine Ernährungsweise zu ändern. Die Macht der Gewohnheit ist auch hier oft stark genug und oft blind gegen auffällige Nachteile. Man begreift es daher, wie man in früheren Zeiten, wo Mäßigkeit im Essen und Trinken nicht so allgemein wie heutzutage war, wo man mehr durch Heizung von innen heraus, als durch zweckmäßige Kleidung sich gegen Kälte zu schützen suchte, einen Aderlass im Frühling zur Erhaltung der Gesundheit für nötig hielt. Man begreift hiermit den tiefliegenden Grund der Fasten, welche in den Übergang des Winters in den Sommer fallen. Es ist recht interessant, zu sehen, wie gerade in den Gegenden, wo der Winter fast unmittelbar ohne eigentlichen Frühling in den Sommer übergeht, wie im Orient und in Russland, die Fasten mit großer Strenge gehalten werden, während in den Gegenden mit längerem Frühling die Observanz eine mildere geworden ist. Man kann nur bewundern, wie die Kirche das Heil der Seele und des Körpers durch eine dem menschlichen Bedürfnis entsprechende alte Einrichtung zu stärken verstand. Man begreift aber auch ferner, warum die Engländer, die nur sehr schwer von ihrer mehr stoffigen Nahrung und den starken weingeistigen Getränken ablassen können, in den tropischen Gegenden mehr durch Krankheit leiden und in weit größerer Zahl dahingerafft werden, als die mäßigeren Spanier und Deutschen.

Man hat diese langsame Gewöhnung des Organismus an das Klima Akklimatisation genannt. Jeder Einzelne muss sich im Sommer an die veränderte Wärmeabgabe durch passende Kleidung und Nahrung gewöhnen, wenn sein Körper nicht Schaden leiden und sein Geist nicht erschlaffen soll, und bei Wanderungen in die Tropen hängt es von der Verschiedenheit der klimatischen Verhältnisse im Mutterlande und in der neuen Heimat ab, wie weit eine solche Veränderung der Organisation und Konstitution möglich ist. Die Geschichte hat bis jetzt gelehrt, dass die Bewohner der gemäßigten Zone, besonders Engländer, Deutsche und Franzosen in tropischen Gegenden auf die Dauer nicht aushalten können.

Nirgends ist ein kulturfähiger Staat von diesen gegründet worden, der sich ohne fortwährende Beziehung zum Mutterlande, ohne fortwährende Einwanderung hätte erhalten können. So ist es in Indien, so in Mittelamerika, so in Algier und an mehr Orten. Das gleiche lässt sich an einigen Beispielen aus der alten Geschichte ebenfalls beweisen. Die nach der Lombardei und Kleinasien ausgewanderten Gallier sind, obwohl durch ihre ursprüngliche Kraft lange der Schrecken der Römer, entartet und spurlos untergegangen. Das mächtige Vandalenreich ist in Afrika schon nach kurzem Bestehen aus der Geschichte verschwunden. Trotz der größten Anstrengungen, der enormen Mittel, welche die Römer auf die Kolonisation ihrer afrikanischen Provinz verwandten, desselben Bodens, den heute die Franzosen kolonisieren wollen, hat diese Provinz den Verfall Roms nicht überdauert, und nur Trümmer erinnern noch an das großartige organisatorische Talent der Römer. Zum Schluss will ich hier noch an Ägypten erinnern. Kein Land war mehr der Schauplatz fremder Eroberungen oder neuer Kolonien, als der antike Boden Ägyptens. Äthiopier und Inder, Araber und Perser, Griechen und Römer, Venezianer und Türken, Engländer und Franzosen haben entweder das Land während langer Zeit besessen, oder hatten Kolonien dort gegründet. Alle fremden Herrscher hatten sich mit einer zahlreichen fremden Bevölkerung umgeben. Und von all diesen Völkern blieb nichts als die Erinnerung, der Boden Ägyptens verschlang alle. Seine heutige Bevölkerung, Kopten und Fellahs, sind die nämlichen, wie die der großartigen Gräber, sind dieselben, welche seine Künstler vor 50 oder 150 Jahrhunderten auf den Granit der Pyramiden meißelten.

Es ist mit diesen Beispielen nicht gesagt, dass Einzelnen die Akklimatisation nicht gelang. Müßig Lebende, durch keine Ausschweifungen Erschöpfte, Leute mit zarter, schlaffer Konstitution, trockene Naturen ertragen die Tropenzone besser als andere, besonders wenn sie Schritt für Schritt aus den kälteren Gegenden nach dem Süden gewandert waren und durch den Aufenthalt in Zwischenstationen sich eine allmähliche Umänderung der Konstitution verschafft haben. Hat der Eingewanderte endlich nach Jahren diese Angewöhnung an das Klima erlangt, so besitzt er im Wesentlichen die Natur der Eingeborenen. Seine ganze Plastik, die Reizbarkeit und Energie seines Nervensystems sind geschwunden, dieses ist ruhig und träge, die Gesichtsfarbe ist kränklich, schmutzig blass, das Gesicht entbehrt des Ausdrucks und der lebendigen Frische, und ein schlaffes, passives Wesen hat sich eingestellt. Selten aber pflanzt sich das Geschlecht über drei oder vier Generationen hinaus fort.

Wenn nun wirklich der Aufenthalt in den Tropen so gefährlich ist, wie ist es möglich, werden Sie fragen, dass man Kranke nach südlichen Klimaten schickt, um dort ihre Gesundheit wieder zu erlangen. Wenn man das Klima eines Ortes an und für sich als das heilbringende ansieht, wenn man sich vorstellt, dass der Aufenthalt an einem solchen Ort genüge, um kranke Lungen zu heilen, so ist die Frage eine berechtigte. Wenn man aber sich in Wirklichkeit von den Temperaturzuständen, der Luftströmung und dem Feuchtigkeitsgrad eines Ortes und von dem monatlichen und täglichen Wechsel dieser Verhältnisse Rechenschaft gibt, so sieht man leicht ein, dass diese Zustände nur dadurch wirken, dass sie bis zu einem gewissen Grade die Abgabe von Wärme an die Außenwelt vermindern, und dass über diesen Grad hinaus das Klima gefährlich wirkt. Es fällt niemandem ein, die heißen Sommermonate in Kairo zu verbringen zu wollen. Er verweilt dort in Monaten, wo die mittlere Monatstemperatur 10 bis 12 Grad Réaumur beträgt, und nimmt im Sommer seinen Aufenthalt in der Schweiz oder Deutschland mit derselben mittleren Monatstemperatur. In dieser Wärme ist es ihm möglich, einen Teil seiner Nahrung zur Stärkung seines Körpers, zur Bildung von Fett, zur Ansammlung von Kräften zu verwenden, und nicht alles zur Erhaltung seiner Eigenwärme zu verbrauchen. Er verbindet damit den Vorteil, täglich seine Muskeln und Nerventätigkeit im Gang zu erhalten, und durch den Aufenthalt in freier Luft den nötigen Tonus der Nerven zu steigern. Aus diesem Grunde befinden sich schwächliche, blutleere Individuen wohl und gesund in südlichen Klimaten, nicht weil der Ort selbst eine Heilkraft besäße. Aus demselben Grunde leuchtet es aber auch ein, dass es gewissenlos und unvernünftig wäre, Kranke nach dem Süden zu schicken, von denen eine Genesung nicht zu erwarten ist. Es ist die Pflicht des Arztes, dem Vorurteil entgegenzutreten, dass der Aufenthalt im Süden an und für sich genüge zur Heilung.

Als Gegensatz des südlichen Klimas, d. h. der verminderten Wärmeentziehung, übt die vermehrte Wärmeentziehung auch einen entgegengesetzten Einfluss auf den Menschen aus. Bei einer Wärmeentziehung, die die mittlere um Weniges übersteigt, im Herbst, im Anfang des Winters, bei einem Aufenthalt auf einer Gebirgshöhe während des Sommers, ist der erste Eindruck eine Art Frostgefühl, das sich selbst bis zum Schaudern steigern kann, wenn die Einwirkung eine plötzliche ist. Aber durch Bewegung geht dies bald vorüber und wird durch ein angenehmes Wärmegefühl ersetzt. Die erste Einwirkung der Kälte ist eine Anregung der Hautnerven, welche sich über alle Körpernerven verbreitet und einen regeren Stoffwechsel, eine raschere Verbrennung, ein erhöhtes Wärmegefühl veranlasst. Dementsprechend wird die Atmung freier und tiefer, die Herzaktivität kräftiger, die Blutbewegung etwas beschleunigt. Der Appetit wird angeregt, und besonders nach tierischer, mehr stoffiger Nahrung ist größeres Bedürfnis vorhanden. Die Verdauung dieser Substanzen geschieht nicht nur schnell, sondern die Verdauungsorgane scheinen jetzt auch größere Quantitäten bewältigen zu können. Nicht so leicht tritt eine Indigestion durch Überfüllung des Magens ein, wie im Sommer.

Auch die Aufnahme der verdauten Speisen ins Blut, die Assimilation, die ganze Ernährung zeigt sich gesteigert und alles deutet darauf hin, dass durch einen regen Stoffwechsel die Wärmeproduktion vermehrt ist. Die zweckmäßige Ernährung spricht sich dann auch in einer freien Tätigkeit der Muskeln und Nerven und in einer größeren geistigen Frische aus. Es erklärt dies auch die Wohltat einer Gebirgsluft oder eines Seebads im Sommer für alle, die an schwacher Verdauung und Erschlaffung der Nerven leiden.

Was den Grad der Kälte betrifft, welcher ohne Störung der Gesundheit, vielmehr mit Steigerung des Wohlbefindens ertragen werden kann, so lässt sich hierüber keine Angabe machen, denn nicht die Temperatur der Luft allein, sondern auch ihre Bewegung, ihr Feuchtigkeitsgrad bestimmen den Wärmeverlust des Körpers. Kalte, feuchte und windige Atmosphäre entziehen mehr Wärme als trockene ruhige, auch wenn letztere kälter wäre. Bei klarem Himmel strahlt in der Nacht mehr Wärme vom Körper aus, als bei bedecktem Himmel, auch wenn das Thermometer eine und dieselbe Anzeige macht. Es hängt ferner die Widerstandsfähigkeit gegen Kälte von der Wärmeproduktion des Menschen ab, und aus diesem Grunde ist ebenfalls keine Angabe über den Grad der Kälte zu machen, die der Mensch ertragen kann. Da Wärmeproduktion von Verbrennungsprozessen innerhalb des Körpers abhängig ist, werden der Verdauungsprozess, die Bewegung der Muskeln und die angestammte und gewohnte Ernährungsweise hier in Betracht kommen.

Man kann im Allgemeinen behaupten, dass Individuen mit guter Verdauung eine vermehrte Wärmeentziehung besser ertragen als solche mit krankem oder schwächlichem Magen. In richtiger Würdigung dieses Verhältnisses ging Kapitän Ross bei der Auswahl seiner Leute zur Nordpol-Expedition zu Werke und nahm nur solche mit, die außer einem energischen Charakter, welcher Vertrauen und Hoffnung selbst in kritischen Augenblicken nicht verliert, auch einen trefflichen Magen besaßen und gute Esser waren. Die Wärmeproduktion wird ferner gesteigert, solange die Muskeln in Tätigkeit sind, und damit steigt die Widerstandsfähigkeit gegen Kälte. Im russischen Feldzug 1812 hatten die Soldaten manchmal eine Kälte von 30 und mehr Graden auszuhalten. Solange sie sich bewegen konnten, ertrugen sie die Kälte leidlich gut. Sobald sie aber erschöpft waren durch Märsche oder irgend eine andere Anstrengung, so war die Unterbrechung des Marsches auf wenige Minuten schon lebensgefährlich. Wer zur Erholung sich dem Schlaf hingab, war betäubt von der Kälte, die das Blut von der Haut nach den inneren Organen, besonders nach dem Kopf trieb, oder berauscht durch weingeistige Getränke nicht weiter konnte, war unrettbar verloren. So erzählt es der Generalstabsarzt der Armee und ganz ähnlich wird es alljährlich bei zufälligen Erfrierungen beobachtet. Nur Berauschte, welche durch den Weingeist das Bewusstsein verloren haben, solche, welche abgemattet und halb verhungert durch den Schlaf eine Stärkung suchen, oder solche, welche im Schnee den Weg verloren und nach stundenlangem Umherirren erschöpft hinsinken, erleiden den Erfrierungstod. Wer sich frisch zu bewegen imstande ist, erträgt ganz bedeutende Kältegrade. Daher mag es sich auch erklären, warum die lebhafteren beweglicheren Südländer, wie Italiener und Südfranzosen, im Jahre 1812 weniger Verluste in Russland hatten, als die mehr schwerfälligen Deutschen und Holländer.

Endlich hängt die Wärmeproduktion von der Konstitution und Volksgruppeneigentümlichkeit ab. Schwächliche Konstitutionen, Kinder, Greise ertragen Kälte schlecht. Volksgruppen aus südlichen Klimaten erkranken im Norden sehr leicht. Während so die Eskimos oder Samojeden imstande sind, ohne Holz und Feuer ihrem furchtbaren Winter zu widerstehen und selbst im Freien ihren Geschäften in relativ leichter Kleidung nachzugehen, erträgt der vom Süden her eingewanderte Nubier den Winter Ägyptens sehr schlecht, und die meisten sterben in Folge dieses Klimawechsels. Teilweise lässt sich diese Volksgruppenverschiedenheit auf die Verschiedenheit der Verdauungsfähigkeit zurückführen. Während der Schwarze äußerst genügsam ist und seine Nahrung auf ein Minimum reduziert hat, leistet der Eskimo, was seinen Appetit anbelangt, Unglaubliches, wenn es Zeit und Umstände erlauben, und verbraucht für gewöhnlich bedeutende Mengen von fetthaltigen Nahrungsmitteln.

Wie aber auch die Verdauungsorgane und die Widerstandsfähigkeit beschaffen sein mögen, der Mensch ist nicht imstande, große Wärmeentziehung ohne Bekleidung zu ertragen. Durch dieselbe verschafft er sich gleichsam ein portatives Klima, welches ihn befähigt, sich allen Temperaturschwankungen der Atmosphäre anzupassen, ohne seine Organe allen Wechselfällen des Klimas auszusetzen. Es ist für die Betrachtung des Einflusses des Klimas auf den Menschen lehrreich, die Wirkung der Kleidung etwas näher zu prüfen. Wir hatten früher gesagt, dass der größte Teil der Wärme durch Strahlung, Leitung, Verdunstung verloren geht, und dass wir uns unbekleidet in einer Temperatur von 22–25°C bei Windstille am behaglichsten fühlen. Sehen wir nun zu, ob die Kleidung diesen Erfordernissen entspricht.

Die Wärme, die von unserem Körper ausstrahlt, muss erst durch das Kleid gehen und kann erst von dessen Oberfläche wieder ausstrahlen. Da wir aber keine Stoffe zur Kleidung benutzen, welche die Wärme ohne Aufenthalt durchtreten lassen, sondern nur solche, die die Wärme absorbieren, verweilt sie länger in der Nähe unseres Körpers und erwärmt dadurch die den Körper umgebende Luft. Wenn wir das Bedürfnis fühlen, die Wärme noch langsamer aus der unmittelbaren Nähe des Körpers zu entlasten, so decken wir über die Oberfläche eines Kleides abermals einen Stoff, der die von der

Oberfläche des ersten ausstrahlende Wärme abermals auffängt und durch seine Masse hindurch nach der Oberfläche leitet. Je nach der Beschaffenheit der Stoffe ist die Wärmeabsorption verschieden. Man nimmt in der Regel an, dass Wolle die Wärme schlechter leitet als Leinen und Seide, und deshalb geben wir im Winter den wollenen Zeugen den Vorzug.

Wie groß übrigens die Wirkung der Kleider in den verschiedenen Jahreszeiten ist, lässt sich aus dem Gewicht derselben annähernd bemessen. Ein nach gegenwärtiger Mode gekleideter Mann, wie er im Winter bei 0°C etwa auf der Straße geht, hat 12 bis 14 Pfund Kleider am Leibe, während seine Sommerkleider 5 bis 6 Pfund schwer sind. Der Winteranzug einer Dame wiegt ungefähr nahezu so viel wie der des Mannes, und der Sommeranzug in unserem Klima ist gewöhnlich 6 bis 6 ½ Pfund schwer. Die große Masse des Damenanzugs im Sommer erklärt sich aus dem Umstand, dass sie gewöhnlich in Leinen, Baumwolle und Seide gekleidet sind, während der Mann selten gänzlich der Wolle entbehrt.

Unsere Kleider vermindern dann ferner die direkte Leitung der Wärme an die Außendinge. Nur wenn sie nass sind, ist die Abgabe von Wärme an die feuchte Luft sehr bedeutend, und das ist der Grund, warum nasse Kleider so leicht Erkältungen bewirken.

So wirkt die Kleidung wie eine kalorische Maschine, wie ein Ofen, der von der Abwärme unseres Körpers geheizt wird; durch ihn wird die uns umgebende Luft geheizt, und die Wärmeverluste nach außen empfinden wir aus dem Grund nicht, weil sich die Nerven unserer Haut nicht in der Substanz der Kleider fortsetzen. Wir verlegen eben durch die Kleidung den Ort der Ausgleichung von Wärme und Kälte von unserer empfindsamen Haut weg in ein fühlloses Stück Zeug, und dieses mag für uns die Kälte ausstehen.

Wir können nun den Vergleich mit dem Ofen noch etwas weiter fortsetzen. Der Ofen erwärmt nämlich die durch ihn hindurchziehende Luft, welche den Gasaustausch an unserem Körper unterhält. Man macht sich in der Regel die falsche Vorstellung, dass die Luft an unserem Körper stagniert. Dass dem nicht so ist, kann man leicht beweisen, wenn man einen empfindlichen Windmesser in einem Winkel zwischen Rock und Weste hält. Die Windflügel des Instruments bewegen sich bei kalter Luft schneller, bei warmer langsamer. Die am Körper erwärmte Luft steigt in die Höhe und fließt nach oben ab. Wird dieser Abfluss, wie bei etwas fest anliegender Halsbinde, gehindert, so stagniert die Luft und eine unerträgliche Hitze befällt uns.

Die nach oben abfließende Luft wird ersetzt, indem neue frische Luft durch die Kleidung hindurchtritt. Man kann daran denken, dass die Luft durch die von unten oder von den Ärmeln aus eindringende ersetzt wird. Wenn jedoch dieser Luftstrom bedeutend wird, wenn man z. B. einen luftdichten Rock über die Kleidung zieht oder nasse Leinen an sich hat, welche jeden Durchzug der Luft hindert, so ist die Gefahr einer Erkältung in hohem Grade vorhanden. So ein Mackintosh wird unerträglich im Winter und besonders bei Bewegung, wo ein rascher Strom durch die größere Erwärmung der Luft am Körper eintritt. Dicht schließende Fußbekleidung, Manschetten sind deshalb ausgezeichnete Erwärmungsmittel im Winter, und sie beweisen, dass der Luftzug durch die Kleidung hindurch wertvoller ist als jeder andere. Mittels der Kleidung und der vielfachen Lagen übereinander regulieren wir diesen Luftzug so, dass er von unserer Haut nicht mehr empfunden wird, das nennt man Windstille, d. h. ein Zustand, wo die Geschwindigkeit der Luft immerhin noch einen halben Meter die Sekunde beträgt.

Endlich wirkt die Kleidung noch auf die Verdunstung des Wassers ein. Es gibt viele Stoffe, die dieser Verdunstung Hindernisse in den Weg legen, welche das Wasser mit einer Kraft festzuhalten bestrebt sind, die der verdunstenden Kraft der Luft entgegengesetzt ist. Besonders besitzen Wolle und Seide hierin einen Vorzug vor Leinen. Ein feuchtes Stück Leinwand gibt sein Wasser viel leichter ab als ein gleich großes und gleich schweres Stück Wolle. Die Folge davon ist, dass Leinwand durch die Verdunstung, bei der viel Wärme gebunden wird, kälter wird als Wolle und dass Leinwand dem Körper mehr Wärme entzieht als Wolle. Man begreift hieraus den Nutzen der wollenen Kleidung im Winter und bei Personen, denen eine starke Wärmeentziehung schädlich wäre. Es ist aus diesem Grund ersichtlich, warum selbst in tropischen Gegenden mit großer Lufttrockenheit wollene Hemden zuträglicher sind als die leichteren leinenen.

Aus diesen wenigen Andeutungen lässt sich der Nutzen der Kleidung zur Genüge ersehen. Sie beweisen, dass es dem Menschen durch sie gelingt, sich allen Klimaten anzupassen. Es wäre ein interessantes Studium, die Kleidung der verschiedenen Völker in Rücksicht auf ihre Wärmeabsorption und Leitung, in Rücksicht auf Verdunstung und Luftströmung zu prüfen; wahrscheinlich erhielte man hierbei nur einen anderen Ausdruck für die Wirkung des Klimas. Die Kleider sind die Waffen, mit denen der Mensch gegen die Atmosphäre kämpft; durch sie macht er sich den Luftkreis untertan. Jeder ordentliche Mensch hat deshalb auch einen natürlichen, instinktiven Zug der Liebe und Sorgfalt für seine Gewänder, wie der Soldat für seine Waffen, wie der Reiter für sein Pferd.

Wir haben bis jetzt uns bemüht, die Wirkungen der Wärme und der Kälte im menschlichen Organismus und zwar hauptsächlich in Rücksicht auf den Europäer zu zeigen. Wir haben dabei gefunden, dass der Widerstand gegen klimatische Einflüsse teils durch Kleidung, teils durch die Veränderung von physiologischen Einrichtungen, durch verminderten oder verstärkten Stoffwechsel oder die bald stärkere, bald schwächere Hauttätigkeit geleistet wird. Es liegt nun die Frage ganz nahe, ob solch eine anhaltend veränderte Tätigkeit der Organe nicht im ganzen Ausdruck, in der Haltung und Beschaffenheit der Organe sich äußern müsse. Für die Einwirkung sehr hoher Wärmegrade habe ich früher schon bemerkt, dass die Funktionen der einzelnen Organe dadurch leiden. Hier ist die Störung, die durch plötzliche Veränderung der Funktionen erzeugt wird, so groß, dass das Resultat eine Erkrankung ist. Nur derjenige, welcher die Akklimatisationskrankheiten übersteht, hat Aussicht, in tropischen Klimaten aushalten zu können, freilich nur mit Verlust seiner früheren Energie und Arbeitsfähigkeit und mit fortwährend schlecht bestellter Gesundheit. Wenn aber durch den veränderten klimatischen Einfluss die Störung eine unbedeutende ist, so ist eine Gewöhnung des Organismus möglich, die Störung der Funktionen fällt dann noch in die Breite der Gesundheit; wir richten unseren Organismus allmählich danach ein, ganz so, wie beim Übergang vom Winter in den Sommer.

Die langsame Wanderung eines Volkes nach dem Süden erscheint aus diesem Grund möglich. Wo es gelingt, allmählich von einer Kolonie aus vorzurücken, kann ein Volk gedeihen. Als Beispiel kann man hierfür die Einwanderung der indoeuropäischen Volksgruppe in Indien anführen, welche durch jahrhundertelange Wanderungen vom Norden her erfolgte.

Drückt sich nun eine noch in die Breite der Gesundheit fallende Veränderung physiologischer Tätigkeiten an der äußeren Form des Körpers aus? Selbstverständlich kann hierbei nicht die Rede davon sein, dass an dem Einzelnen eine solche Abänderung vom ursprünglichen

Typus bemerkbar wäre. Die menschliche Entwicklung muss hier vom gleichen Gesichtspunkt betrachtet werden, wie die Veränderungen, welche unsere Erdrinde erfährt. Scheinbar unveränderlich für die oberflächliche Beobachtung macht sie im Laufe der Jahrhunderte Veränderungen durch, welche auf eine kleine, aber fortwährend wirkende Kraft schließen lassen. Nur nach einer langen Reihe von Jahren kann man deshalb an einem Volk beurteilen, welche Veränderungen ein vom ursprünglichen etwas abweichendes Klima hervorgebracht hat. Die Frage nimmt aber noch dadurch an Schwierigkeit zu, weil mit dem Klima in der Regel auch Nahrung und Lebensweise, Lebensgewohnheiten und geistige Kultur sich ändern, lauter Momente, die bedeutend auf den physischen Menschen einwirken. Durch eine sorgfältige Sichtung aller dieser Bedingungen lässt sich jedoch für das Klima feststellen, dass ein kälteres Klima das Wachstum des Körpers hindert. Die Eskimos und die Feuerländer hat man so ähnlich gefunden, dass man sogar eine eigene Volksgruppe der Hyperboräer annahm, obgleich an Stammesverwandtschaft bei solchen Entfernungen gar nicht zu denken ist. Aber auch die in bedeutender Höhe über dem Meer wohnenden Peruaner haben eine kurze, gedrungene, massive Statur. Ferner ist die Hautfärbung vom Klima abhängig. Je näher man dem Äquator kommt, desto dunkler wird die Hautfarbe. Es erleidet allerdings diese Regel viele Ausnahmen, welche durch die verschiedene Lebensweise der Bewohner der Tropen, durch die noch nicht sehr alten Wanderungen der

Völker Afrikas, durch Stammesverschiedenheit bedingt sind. Aber je heißer und feuchter das Klima, je weniger Schutz gegen die Sonne durch Wälder vorhanden ist, je mehr die Lebensweise den Organismus den klimatischen Einflüssen preisgibt, desto mehr wird die Haut gebräunt und dunkel. Die Schwierigkeit, diese Frage über die Hautfarbe zu entscheiden, liegt hauptsächlich in unserer mangelhaften Kenntnis über die früheren Zustände der Bewohner Afrikas.

Etwas mehr Aufschluss gibt uns die in neuerer Zeit vor sich gegangene Umänderung der europäischen Auswanderer in Amerika. Vergleicht man hauptsächlich den Engländer mit dem Amerikaner, so ist die Differenz eine höchst auffallende, obwohl beide einem Stamme angehören. Bleiche, etwas dunkle Farbe, Glätte und Schlaffheit der Züge fallen Jedem an dem Amerikaner auf. Der Amerikaner ist im Vergleich mit dem Engländer mager; er hat struppige, steife Haare und einen auffallend langen Hals. Englische Witzblätter bilden deshalb den Amerikaner mit einem Storchhals und einer wahren Mähne ab. Letzteres ist im Gegensatz zu dem seidenartigen Haar des Engländers eine offenbare Annäherung an den amerikanischen Indianer. Das Klima Amerikas zeigt aber auch im Vergleich mit dem Klima Englands bedeutende Verschiedenheit. Hier ein feuchtes, gemäßigtes Inselklima, dort ein Kontinentalklima mit äußerst trockenen Westwinden und extremem Sommer- und Winterklima. In Amerika ist die Wärmeentziehung größer, deshalb muss die Wärmeproduktion innerhalb des Organismus größer, der Stoffwechsel beschleunigt werden. Dies drückt sich in dem ganzen Wesen des Amerikaners aus. Dysor beschreibt dies ganz treffend, wenn er sagt, des Amerikaners Tätigkeit, seine Eile, sein Laufen ist mehr instinktmäßig, mehr das Resultat einer natürlichen Ungeduld als der Notwendigkeit, welche bei dem Engländer dieselbe Unruhe und Hast erzeugt. Der letztere läuft aus Überlegung, im Eifer für sein Geschäft, der Amerikaner aus innerem Trieb.

Diese wenigen Beispiele berechtigen wohl zum Schluss, dass dem Klima bei der Beurteilung von Volksgruppenverschiedenheiten eine große Rolle zugeschrieben werden muss. Man muss aber zugestehen, dass es eine einseitige Auffassung ist, wenn man aus demselben allein jede Verschiedenheit ableiten will. Diejenigen, welche dieser Ansicht huldigen, sind dann gezwungen, die anderen Ursachen der Volksgruppenverschiedenheit, die Nahrung und Lebensweise, die Lebensgewohnheiten und die geistige Kultur vom Klima wieder abhängig sein zu lassen, und dem letzten also einen direkten und einen indirekten Einfluss zu gestatten. Wie weit dies richtig ist, kann natürlich hier nicht entschieden werden. Ebenso schwierig ist es, den Einfluss des Klimas auf die geistige Entwicklung des Menschen festzustellen. Auch hier wirkt es mit einer Menge anderer Momente zusammen, und wir vermögen daher nicht zu entscheiden, was ihm speziell zuzuschreiben ist, und was aus anderen Quellen fließt. Indessen lässt sich doch behaupten, dass die durch das Klima veränderte Ernährungsweise, der schnellere oder langsamere Stoffwechsel seinen Einfluss auf die Nerven und das Gehirn ausüben muss, und dementsprechend finden wir, dass ein heißes Klima körperliche und noch mehr geistige Arbeit erschwert, jede Art von Anstrengung zu einem großen Übel und die Faulheit zu einem größeren Genuss macht, als dies in gemäßigten und kalten Klimaten der Fall ist. Diese Erfahrung macht der Europäer, der in seinem Vaterland zur Arbeit, zur Selbstbeherrschung und zum Nachdenken erzogen ist, wenn er in eine Tropengegend übersiedelt. Um wie viel mehr kann man dasselbe von dem Eingeborenen der Tropen erwarten, dessen Organismus sich vollständig mit den klimatischen Verhältnissen seines Vaterlandes ins Gleichgewicht gesetzt hat, mit diesen ebenso konform ist, wie der Organismus des Europäers mit denen der gemäßigten Zone.

Spendet nun, wie dies gewöhnlich in der heißen Zone der Fall ist, die Natur ihre Gaben sehr reichlich und ernährt den Menschen von selbst, so kommt es natürlich bei dem Bewohner der Tropen zu keiner Art von Arbeit, vor allem zu keiner Regsamkeit des Geistes; dieser bleibt stumpf und dem größeren Ruhebedürfnis, welches das Klima mit sich bringt, wird vollständig entsprochen. Zu dieser allgemeinen Schwerbeweglichkeit und Schlaffheit gesellt sich aber eine größere Unruhe der Bewegungen, ein größeres Maß von körperlicher und geistiger Aufregung, wenn der Zustand der Ruhe einmal verlassen wird. Die ans Unglaubliche grenzende Anstrengung und Ausdauer, die namentlich der Schwarze im Tanz entwickelt, die fast wahnsinnigen, tagelang anhaltenden Ausbrüche seiner Leidenschaftlichkeit, die zügellose Ausschweifung, mit der er sich an völlig phantastische Vorstellungen hingibt und in ihnen berauscht, weisen auf die bemerkenswerte Eigenart südlicher Naturen hin, sich in weit größeren Kontrasten zu bewegen, als dem Bewohner gemäßigter Zone gegeben ist.

Während dieser sich durch seinen Sinn für das Maßvolle, durch seine Vorliebe für die stille Schönheit der Natur, durch ruhige, gesammelte Betrachtung der Welt und seiner selbst auszeichnet, zeigt der Südländer, durch seine exzentrisch glühende Phantasie bewogen, eine Vorliebe für Äußerlichkeiten, für grotesken Schmuck, zwecklose Pracht und Großartigkeit und maßlose Überladungen. Man betrachte nur ihre Bildwerke, ihre Bauten, ihren Kultus. Überall zeigt sich nur Sinn für Glanz und Pracht, für rauschende Freuden und tolle Lust. Ein abgebranntes Feuerwerk gehört schon für den Italiener zu dem Großartigsten, was einen Menschen begeistern kann. – Es ist damit nicht ausgedrückt, dass der Südländer leichter erregbar wäre, im Gegenteil, er scheint es sogar in weit geringerem Grade zu sein, als der Nordländer, aber die wirkliche Erregung ist, wenn sie Platz greift, eine gewaltigere, sich mehr überstürzende.

Mit diesen Andeutungen soll kein Bild gegeben werden, das sich bei allen Bewohnern des Südens wiederholt. Spezielle Lebensverhältnisse und Gewohnheiten, Erziehung und Sitte, Religion und Regierungsform greifen so sehr in die geistige Entwicklung eines Volkes ein, dass die Wirkung des Klimas wesentlich modifiziert, wenn auch nicht im Großen und Ganzen geändert wird.

In den kälteren Klimaten gibt die Natur allzu sparsam ihre Gaben. Die bedeutende Anstrengung und Arbeit, die für die Gewinnung der unentbehrlichsten Lebensbedürfnisse erforderlich ist, konsumiert die Kräfte vollständig. Die Bestrebungen des Menschen erheben sich in diesem Falle nicht über die Sorge für seine körperliche Existenz, und geistige Stumpfheit und Schwäche ist die notwendigste Folge davon. Es tritt daher, obwohl aus entgegengesetztem Grunde wie beim Südländer, ein großes Ruhebedürfnis und eine große Stumpfheit des Geistes ein, die keinen Ansatz zu höherer Kultur aufkommen lassen. Sehr treffend bemerkt Guyot, dass in Hinsicht der Einwirkung der Naturumgebung auf den Menschen – da diese vom Klima abhängt, also auch in Hinsicht des Klimas – der Eingeborene der Tropenländer dem Sohn eines reichen fürstlichen Hauses, der des hohen Nordens dem Sohn einer elenden Bettlerhütte, der des gemäßigten Klimas dem Sohn des goldenen Mittelstandes vergleichbar ist. Der letztere allein erhält die nötigen Antriebe zur Arbeit und Zivilisation. Der Wechsel der klimatischen Verhältnisse stattet seinen Körper mit einem großen Widerstandsvermögen aus, nötigt ihn, die Natur sich zu unterwerfen, und seine geistigen und körperlichen Fähigkeiten in fortwährender Übung zu halten. Es bestätigt sich dies in der Geschichte vor allem daran, dass alle eigentlichen Kulturvölker der gemäßigten Zone angehören.

Erlauben Sie mir noch eine Bemerkung. Ich habe gezeigt, dass das Klima und die Witterung einen Eindruck auf uns machen. Wir empfinden diesen Eindruck, haben aber keinen objektiven Maßstab für diese Empfindung. Wir verfahren dabei, wie bei den Empfindungen des Gesichts und Gehörs, und was wir hier Farbe oder Klang bezeichnen, benennen wir dort Wetter. Zur Ehrenrettung einer oft gebrauchten, viel geschmähten Phrase sei es daher bemerkt, dass die Frage nach dem Wetter gleichbedeutend ist mit der Frage nach dem Befinden.

II. Die heutige Sichtweise

1. Einführung

1.1 Bedeutung des Klimas in der heutigen Zeit

In der heutigen Zeit nimmt das Klima eine zentrale Rolle in unserem Leben und in globalen Diskussionen ein. Die Bedeutung des Klimas reicht weit über die unmittelbaren Wetterbedingungen hinaus und beeinflusst zahlreiche Aspekte der menschlichen Existenz, von der Gesundheit und Lebensweise bis hin zu Wirtschaft und Politik.

Eines der dringlichsten Themen ist der Klimawandel, der durch menschliche Aktivitäten, insbesondere durch die Emission von Treibhausgasen, verursacht wird. Der Klimawandel führt zu einer globalen Erwärmung, was wiederum extreme Wetterphänomene wie Hitzewellen, Dürren, Überschwemmungen und Stürme verstärkt. Diese Veränderungen haben nicht nur direkte Auswirkungen auf die natürliche Umwelt, sondern auch auf landwirtschaftliche Produktion, Wasserverfügbarkeit und die Verbreitung von Krankheiten.

Darüber hinaus beeinflusst das Klima die menschliche Gesundheit in vielfältiger Weise. Zum Beispiel können hohe Temperaturen und Luftverschmutzung zu Atemwegserkrankungen und Herz-Kreislauf-Problemen führen. Gleichzeitig steigt das Risiko von Hautkrebs durch verstärkte UV-Strahlung aufgrund der Ausdünnung der Ozonschicht.

Die wirtschaftliche Dimension des Klimas ist ebenfalls von großer Bedeutung. Wetterextreme können erhebliche wirtschaftliche Schäden verursachen und die Lebensgrundlage vieler Menschen bedrohen, insbesondere in klimatisch sensiblen Bereichen wie der Landwirtschaft, Fischerei und Tourismus.

Außerdem spielt das Klima eine wesentliche Rolle in der internationalen Politik. Der Kampf gegen den Klimawandel erfordert globale Zusammenarbeit und hat zu wichtigen internationalen Abkommen wie dem Pariser Klimaabkommen geführt. Diese Abkommen zielen darauf ab, die globale Erwärmung zu begrenzen und die Resilienz gegenüber Klimafolgen zu stärken.

Insgesamt ist das Klima ein komplexes und multifaktorielles Phänomen, das tiefgreifende Auswirkungen auf unsere Welt hat. Der Umgang mit den Herausforderungen des Klimawandels ist eine der größten Aufgaben unserer Zeit und erfordert das Engagement und die Zusammenarbeit aller Ebenen der Gesellschaft.

1.2 Kurze Historie des Verständnisses von Klimaeinflüssen

Das menschliche Verständnis für die Auswirkungen des Klimas hat eine lange und facettenreiche Geschichte, die tief in die frühesten Zivilisationen zurückreicht. Schon in antiken Kulturen wurde das

Klima als eine maßgebliche Kraft erkannt, die sowohl das tägliche Leben als auch langfristige Entwicklungen beeinflusst.

In der Antike betrachteten Gelehrte wie Aristoteles und Hippokrates das Klima als einen Schlüsselfaktor für Gesundheit und Wohlbefinden. Sie stellten Hypothesen auf, wie verschiedene Klimazonen die physischen und psychischen Eigenschaften von Menschen beeinflussen könnten. Diese frühen Beobachtungen legten den Grundstein für die Humoralpathologie, die Lehre von den Körpersäften, die bis in die Neuzeit medizinische Theorien prägte.

Im Mittelalter wurde das Klima vorrangig im Kontext der geografischen und astrologischen Wissenschaften betrachtet. Die Verbindung von Klima und Sternenkonstellationen war ein verbreitetes Thema in der damaligen Wissenschaft. Dies führte zu einem deterministischen Verständnis des Klimas, das vermeintlich das Schicksal und Verhalten von Menschen direkt steuern konnte.

Die Renaissance brachte ein erweitertes Verständnis und eine wissenschaftlichere Herangehensweise an das Klima. Mit der Entwicklung der Kartografie und den Entdeckungsreisen begannen Wissenschaftler, systematisch Daten über verschiedene Klimazonen und ihre Auswirkungen zu sammeln. Diese Epoche markierte den Beginn einer mehr empirischen Betrachtung des Klimas.

Im 19. und frühen 20. Jahrhundert entstanden mit der Industrialisierung und dem Beginn der systematischen Meteorologie neue Herausforderungen und Erkenntnisse. Wissenschaftler begannen, die globalen Auswirkungen menschlicher Aktivitäten auf das Klima zu verstehen, insbesondere in Bezug auf die Urbanisierung und Industrieemissionen.

Die zweite Hälfte des 20. Jahrhunderts und der Beginn des 21. Jahrhunderts waren geprägt von einem dramatischen Anstieg des Bewusstseins für globale Klimaveränderungen und deren Auswirkungen. Mit dem Fortschritt in der Klimaforschung und Technologie, wie Satellitenbeobachtungen und Klimamodellen, wurde es möglich, die komplexen Dynamiken des Klimasystems genauer zu verstehen und Vorhersagen über künftige Klimaveränderungen zu treffen.

Heute stehen wir vor der Herausforderung, das gesammelte Wissen über das Klima und seine Auswirkungen zu nutzen, um nachhaltige Lösungen für die durch den Klimawandel verursachten globalen Probleme zu finden. Die Geschichte des Klimaverständnisses zeigt, dass dieses Thema stets ein zentraler Bestandteil menschlicher Erkundungen und wissenschaftlicher Forschung war und bleibt. Die aktuellen Bemühungen, den Klimawandel zu verstehen und zu bekämpfen, sind das jüngste Kapitel in einer langen Geschichte der Auseinandersetzung mit den Kräften unserer Umwelt. Diese historische Perspektive verdeutlicht nicht nur die Wichtigkeit, sondern auch die Komplexität des Klimas und seiner Auswirkungen auf die menschliche Zivilisation. Sie lehrt uns, dass eine nachhaltige und ganzheitliche Betrachtung des Klimas entscheidend ist, um den Herausforderungen der Zukunft wirksam begegnen zu können.

2. Physiologische Einflüsse des Klimas

2.1 Temperatur und menschliche Gesundheit

Die Temperatur spielt eine entscheidende Rolle für die menschliche Gesundheit und das Wohlbefinden. Der menschliche Körper ist darauf ausgelegt, seine innere Temperatur innerhalb eines relativ engen Bereichs zu regulieren. Abweichungen von diesem Optimum, sei es durch extreme Hitze oder Kälte, können zu erheblichen Gesundheitsrisiken führen.

Extreme Temperaturen, sowohl Hitze als auch Kälte, stellen ernsthafte Risiken für die menschliche Gesundheit dar. Bei extremer Hitze, wie sie beispielsweise während Hitzewellen auftritt, kann der Körper überhitzen, was zu Zuständen wie Hitzekrämpfen, Erschöpfung oder im schlimmsten Fall zum lebensbedrohlichen Hitzschlag führen kann. Hitzschlag tritt auf, wenn die Körpertemperatur so stark ansteigt, dass das körpereigene Kühlsystem versagt. Symptome sind trockene, heiße Haut, Verwirrtheit, Krämpfe und im Extremfall Bewusstlosigkeit. Kinder, ältere Menschen und Personen mit Vorerkrankungen sind besonders gefährdet.

Andererseits kann anhaltende Kälteexposition zu Unterkühlung und Erfrierungen führen. Unterkühlung entsteht, wenn die Körpertemperatur unter das erforderliche Minimum für normale Stoffwechselaktivitäten fällt. Dies kann das zentrale Nervensystem und andere Körperfunktionen beeinträchtigen. Erfrierungen wiederum sind das Ergebnis des Gefrierens von Körpergewebe, insbesondere an Extremitäten und exponierten Bereichen, was zu dauerhaften Schäden führen kann.

Der menschliche Körper verfügt über erstaunliche Anpassungsfähigkeiten an unterschiedliche klimatische Bedingungen. Diese Anpassungsprozesse, auch Akklimatisierung genannt, ermöglichen es dem Körper, sich über längere Zeiträume hinweg an neue Umgebungen zu gewöhnen. In heißen Klimazonen verbessert sich beispielsweise die Fähigkeit zur Schweißproduktion, was eine effizientere Kühlung ermöglicht. Ebenso erhöht sich die Toleranz gegenüber höheren Temperaturen.

In kalten Klimazonen hingegen entwickelt der Körper Mechanismen zur besseren Wärmespeicherung und Isolierung. Dazu gehört eine verbesserte Durchblutung, um die Wärmeabgabe zu reduzieren und die Körperkerntemperatur zu erhalten. Eine gesteigerte Stoffwechselrate kann ebenfalls beobachtet werden, um zusätzliche Wärme zu erzeugen. Dieser Prozess der Kälteakklimatisierung kann sich auch in einer Zunahme der Fettschicht unter der Haut äußern, die als zusätzliche Isolationsschicht dient.

Interessanterweise können sich auch bestimmte genetische Anpassungen in Populationen entwickeln, die über Generationen hinweg extremen Klimabedingungen ausgesetzt sind. Zum Beispiel haben Menschen, die in hochgelegenen Gebieten mit niedrigeren Sauerstoffkonzentrationen leben, oft eine höhere Kapazität zur Sauerstoffaufnahme. Ebenso haben Menschen, die in sehr kalten Regionen leben, oft kürzere Extremitäten und einen stämmigeren Körperbau, was zur Minimierung von Wärmeverlusten beiträgt.

Zusammenfassend lässt sich sagen, dass der menschliche Körper erstaunlich anpassungsfähig an unterschiedliche Temperaturbedingungen ist. Diese Anpassungsfähigkeit ermöglicht es dem Menschen, in einer Vielzahl von Umgebungen zu überleben und zu gedeihen. Dennoch stellen extreme Temperaturbedingungen ernsthafte Gesundheitsrisiken dar, die durch geeignete Vorkehrungen und Bewusstsein für die potenziellen Gefahren minimiert werden können.

2.2 Luftqualität und Atmung

Die Luftqualität spielt eine entscheidende Rolle für die menschliche Gesundheit, insbesondere im Hinblick auf die Atmung. Unsere Atemwege sind ständig verschiedenen Umweltfaktoren ausgesetzt, die sowohl kurz- als auch langfristige Auswirkungen auf unsere Gesundheit haben können.

Luftverschmutzung ist eines der größten Umweltrisiken für die öffentliche Gesundheit. Schadstoffe wie Feinstaub, Stickoxide, Schwefeldioxid und Ozon können zu einer Vielzahl von Atemwegserkrankungen führen. Diese reichen von vorübergehenden Beschwerden wie Husten und Halsreizungen bis hin zu ernsthaften Erkrankungen wie Asthma, chronisch obstruktiver Lungenerkrankung (COPD) und Lungenkrebs. Besonders gefährdet sind Kinder, ältere Menschen und Personen mit Vorerkrankungen der Atemwege.

Zusätzlich zu den chemischen Verunreinigungen spielt die Belastung durch Allergene eine bedeutende Rolle bei Atemwegserkrankungen. Pollen, Schimmelpilzsporen, Hausstaubmilben und Tierhaare können allergische Reaktionen hervorrufen, die sich in Symptomen wie Niesen, verstopfter Nase, juckenden Augen und Asthma äußern. Die Häufigkeit und Intensität dieser allergischen Reaktionen können je nach Klima, Jahreszeit und geografischer Lage variieren.

Ein weiterer wichtiger Aspekt der Luftqualität und Atmung ist die Höhenkrankheit, die bei schnellem Aufstieg in große Höhen auftreten kann. In Höhen über 2.500 Metern kann der verringerte Sauerstoffgehalt in der Luft zu Symptomen wie Kopfschmerzen, Übelkeit, Müdigkeit und Schwindel führen. In schweren Fällen können lebensbedrohliche Zustände wie ein Lungenödem oder ein Hirnödem entstehen.

Die Prävention der Höhenkrankheit ist besonders wichtig für Personen, die in hohe Gebiete reisen oder dort leben. Eine schrittweise Akklimatisierung ist der Schlüssel zur Vorbeugung. Dies bedeutet, dass der Aufstieg langsam erfolgen sollte, um dem Körper Zeit zu geben, sich an die niedrigeren Sauerstoffkonzentrationen anzupassen. Weitere präventive Maßnahmen umfassen eine angemessene Hydratation, Vermeidung von übermäßiger körperlicher Anstrengung während der ersten Tage in der Höhe und gegebenenfalls die Einnahme von Medikamenten zur Vorbeugung oder Behandlung von Symptomen unter ärztlicher Aufsicht.

Insgesamt ist die Luftqualität ein entscheidender Faktor für die Atemgesundheit. Die Auswirkungen von Luftverschmutzung und Allergenen können weitreichend und teilweise schwerwiegend sein, während die Höhenkrankheit spezifische Herausforderungen für Personen darstellt, die sich in großen Höhen aufhalten. Es ist entscheidend, dass sowohl individuelle Schutzmaßnahmen als auch umweltpolitische Anstrengungen unternommen werden, um die Luftqualität zu verbessern und die Gesundheitsrisiken zu minimieren. Dies erfordert ein umfassendes Verständnis der verschiedenen Faktoren, die die Luftqualität beeinflussen, sowie eine kontinuierliche Überwachung und Anpassung der Lebens- und Arbeitsbedingungen, um die Gesundheit und das Wohlbefinden der Menschen zu gewährleisten.

2.3 Sonneneinstrahlung und Haut

Die Sonneneinstrahlung hat signifikante Auswirkungen auf die menschliche Haut, die sowohl vorteilhafte als auch schädliche Aspekte umfassen. Einerseits ist die Sonnenexposition für die Synthese von Vitamin D essentiell, andererseits birgt sie ein Risiko für Hauterkrankungen, insbesondere Hautkrebs.

Vitamin D spielt eine wichtige Rolle für die Knochengesundheit, das Immunsystem und zahlreiche andere Körperfunktionen. Es wird häufig als "Sonnenvitamin" bezeichnet, da der Körper es mit Hilfe von UVB-Strahlung der Sonne synthetisiert. Wenn die Haut Sonnenlicht ausgesetzt ist, wird eine chemische Reaktion ausgelöst, die die Produktion von Vitamin D ermöglicht.

Diese Synthese ist abhängig von verschiedenen Faktoren wie der geografischen Breite, der Jahreszeit, der Tageszeit und dem Hauttyp. In Regionen mit geringer Sonneneinstrahlung, insbesondere in den Wintermonaten, kann es zu einem Vitamin-D-Mangel kommen, der gesundheitliche Probleme wie Osteoporose und ein geschwächtes Immunsystem verursachen kann. Aus diesem Grund ist eine ausgewogene Sonnenexposition wichtig, um einen angemessenen Vitamin-D-Spiegel aufrechtzuerhalten, ohne die Haut übermäßig der Sonne auszusetzen.

Obwohl die Sonneneinstrahlung für die Vitamin-D-Synthese notwendig ist, birgt eine übermäßige Exposition Risiken für die Hautgesundheit, insbesondere das Risiko von Hautkrebs. Die UV-Strahlung der Sonne kann das Erbgut der Hautzellen schädigen, was im Laufe der Zeit zur Entwicklung von Hautkrebs führen kann. Es gibt verschiedene Arten von Hautkrebs, darunter Basalzellkarzinom, Plattenepithelkarzinom und das gefährlichere maligne Melanom.

Um das Risiko von Hautkrebs zu minimieren, ist es wichtig, geeignete Schutzmaßnahmen zu ergreifen. Dazu gehören die Verwendung von Sonnenschutzmitteln mit hohem Lichtschutzfaktor, das Tragen schützender Kleidung und das Vermeiden von Sonnenbaden während der Stunden der stärksten Sonneneinstrahlung. Es ist auch ratsam, regelmäßige Hautkontrollen durchzuführen, um Anzeichen von Hautveränderungen frühzeitig zu erkennen.

Zusammenfassend ist ein ausgewogenes Maß an Sonnenexposition entscheidend. Während ein gewisses Maß an Sonnenlicht notwendig ist für die Vitamin-D-Synthese und damit für die allgemeine Gesundheit, ist ein Übermaß an UV-Strahlung ein bedeutender Risikofaktor für Hautkrebs. Ein bewusster Umgang mit Sonnenlicht und entsprechende Schutzmaßnahmen sind daher wesentliche Elemente für die Erhaltung der Hautgesundheit und die Prävention von Hautkrebs. Es gilt, ein Gleichgewicht zu finden, das sowohl die positiven Aspekte der Sonnenexposition nutzt als auch die Risiken minimiert. Dieses Gleichgewicht hängt von individuellen Faktoren ab, wie Hauttyp, geografischer

Lage und persönlicher Gesundheitsgeschichte, und erfordert eine informierte und verantwortungsvolle Herangehensweise an das Thema Sonneneinstrahlung und Hautpflege.

3. Psychologische und Verhaltenseinflüsse

3.1 Saisonal bedingte affektive Störungen (SAD)

Saisonal bedingte affektive Störungen, besser bekannt unter dem Akronym SAD, sind eine Form der Depression, die sich durch ihre saisonale Musterung auszeichnet. Meist treten sie während der Herbst- und Wintermonate auf, wenn die Tageslichtstunden deutlich kürzer sind, und bessern sich typischerweise im Frühling und Sommer wieder. SAD ist mehr als nur ein "Winterblues" und kann erhebliche Auswirkungen auf die Lebensqualität und das tägliche Funktionieren der Betroffenen haben.

Die exakten Ursachen von SAD sind noch nicht vollständig verstanden, aber es wird angenommen, dass der Mangel an Sonnenlicht eine zentrale Rolle spielt. Lichtmangel kann das Gleichgewicht von Neurotransmittern im Gehirn, insbesondere von Serotonin, stören. Serotonin ist bekannt für seine stimmungsaufhellende Wirkung, und ein Ungleichgewicht dieses Neurotransmitters kann depressive Symptome hervorrufen. Ebenso beeinflusst der Lichtmangel die Melatoninproduktion des Körpers, ein Hormon, das den Schlaf-Wach-Rhythmus reguliert. Veränderungen in der Melatoninproduktion können zu Schlafproblemen und Tagesmüdigkeit führen.

Die Symptome von SAD ähneln denen einer typischen Depression und umfassen anhaltende Niedergeschlagenheit, Interessenverlust an normalerweise angenehmen Aktivitäten, Energieverlust, Müdigkeit, Schwierigkeiten beim Konzentrieren, Veränderungen im Appetit und im Schlafverhalten, sowie Gefühle von Hoffnungslosigkeit oder Wertlosigkeit. In einigen Fällen können auch körperliche Symptome wie Kopfschmerzen oder Magen-Darm-Beschwerden auftreten.

Die Behandlung von SAD kann je nach Schweregrad und individuellen Bedürfnissen variieren. Eine weit verbreitete und effektive Behandlungsmethode ist die Lichttherapie, bei der die Person täglich einer speziellen Lichtquelle ausgesetzt wird, die viel heller ist als normales Innenlicht, aber nicht so intensiv wie direktes Sonnenlicht. Diese Art der Therapie zielt darauf ab, den Mangel an natürlichem Sonnenlicht im Winter auszugleichen und kann helfen, die Chemie des Gehirns zu regulieren.

Zusätzlich zur Lichttherapie können auch herkömmliche Behandlungsmethoden für Depressionen wie Psychotherapie und Antidepressiva eingesetzt werden. Einige Studien zeigen auch, dass regelmäßige körperliche Aktivität und eine gesunde Ernährung zur Verbesserung der Symptome von SAD beitragen können.

Es ist wichtig, SAD als eine ernsthafte Erkrankung zu erkennen und zu behandeln. Viele Betroffene zögern, Hilfe zu suchen, da sie glauben, ihre Symptome seien lediglich ein Resultat der "normalen" saisonalen Veränderungen. Jedoch kann SAD, wenn sie unbehandelt bleibt, zu einer signifikanten Beeinträchtigung des täglichen Lebens und zu einer Verschlechterung der allgemeinen Gesundheit führen. Daher ist es entscheidend, bei anhaltenden depressiven Symptomen in den Herbst- und Wintermonaten einen Arzt oder Psychotherapeuten aufzusuchen.

Präventive Maßnahmen können ebenfalls eine Rolle spielen. Das Maximieren der Lichtexposition während der Tageslichtstunden, sowohl durch Verbringen von Zeit im Freien als auch durch das Öffnen von Vorhängen und Rollläden zu Hause, kann hilfreich sein. Ebenso kann das Gestalten einer hellen, lichtdurchfluteten Umgebung am Arbeitsplatz oder zu Hause vorteilhaft sein.

Abschließend ist zu bemerken, dass obwohl SAD am häufigsten in den Wintermonaten auftritt, einige Menschen ähnliche Symptome während der Sommermonate erleben, bekannt als Sommer-SAD. Dies unterstreicht die Komplexität der Erkrankung und die Notwendigkeit einer individuellen Behandlung.

Insgesamt erfordert die Behandlung von SAD ein ganzheitliches Herangehen, das sowohl die physischen als auch psychischen Aspekte der Störung berücksichtigt. Ein frühzeitiges Erkennen und eine angemessene Behandlung können dazu beitragen, die Lebensqualität der Betroffenen erheblich zu verbessern.

3.2 Klima und tägliches Verhalten

Das Klima hat einen tiefgreifenden Einfluss auf das tägliche Verhalten der Menschen, insbesondere auf Aspekte wie das Aktivitätslevel und die Ernährungsgewohnheiten. Diese beiden Faktoren sind eng miteinander verknüpft und werden stark durch die saisonalen und geografischen Klimabedingungen beeinflusst.

Das Klima spielt eine entscheidende Rolle bei der Bestimmung des Aktivitätslevels und der Sportgewohnheiten von Menschen. In Regionen mit mildem Klima und gemäßigten Temperaturen neigen die Menschen dazu, aktiver zu sein und häufiger im Freien Sport zu treiben. Dies liegt daran, dass angenehme Temperaturen und günstige Wetterbedingungen Außenaktivitäten wie Wandern, Radfahren oder Joggen erleichtern.

Im Gegensatz dazu können extrem heiße oder kalte Klimazonen das Aktivitätslevel deutlich reduzieren. In sehr heißen Klimazonen kann die Hitze zu Erschöpfung und einem erhöhten Risiko für hitzebedingte Erkrankungen führen, wodurch viele Menschen dazu neigen, körperliche Aktivitäten im Freien zu vermeiden. Ähnlich führen in sehr kalten Klimazonen die niedrigen Temperaturen und möglicherweise gefährlichen Wetterbedingungen wie Schnee und Eis dazu, dass Outdoor-Aktivitäten weniger attraktiv oder sogar riskant erscheinen.

Das Klima beeinflusst auch die Ernährungsgewohnheiten und Präferenzen. In kalten Klimazonen gibt es eine Tendenz zu herzhafteren, energiereicheren Speisen, die dem Körper helfen, Wärme zu speichern und die kalten Temperaturen zu bewältigen. Speisen wie Eintöpfe, fetthaltige Fleischgerichte und warme Getränke sind in solchen Regionen beliebt.

In heißen Klimazonen hingegen bevorzugen die Menschen oft leichtere Mahlzeiten, die weniger Energie für die Verdauung benötigen und den Körper nicht zusätzlich erhitzen. Frische Früchte, Salate und leichte Proteinquellen wie Fisch oder Hühnchen sind in diesen Regionen typischerweise beliebter. Darüber hinaus beeinflusst das Klima die Verfügbarkeit bestimmter Lebensmittel, da viele Pflanzen und Tiere spezifische klimatische Bedingungen für ihr Wachstum benötigen.

Insgesamt hat das Klima einen erheblichen Einfluss auf die Lebensweise der Menschen, einschließlich ihrer Aktivitätslevel und Ernährungsgewohnheiten. Diese Einflüsse können sowohl direkt als auch indirekt sein – direkt durch die physiologischen und psychologischen Reaktionen auf das Klima und indirekt durch die Verfügbarkeit und Art der Lebensmittel, die in verschiedenen Klimazonen gedeihen.

Es ist wichtig zu erkennen, dass diese klimabedingten Verhaltensweisen nicht nur kurzfristige Anpassungen sind, sondern sich auch auf langfristige Gesundheitsmuster und Lebensstile auswirken können. In Regionen mit extremen klimatischen Bedingungen kann es notwendig sein, bewusst Strategien zu entwickeln, um ein gesundes Aktivitätsniveau und eine ausgewogene Ernährung aufrechtzuerhalten. Dies kann die Nutzung von Innenräumen für körperliche Aktivitäten in extremen Klimazonen oder die gezielte Auswahl von Lebensmitteln, die den klimatischen Bedingungen entsprechen, einschließen.

Darüber hinaus spielt das Verständnis der klimatischen Einflüsse auf das Verhalten eine wichtige Rolle in der öffentlichen Gesundheit und in der Planung von Gemeinschaften und Städten. Die Schaffung von Umgebungen, die gesunde Lebensstile in verschiedenen Klimazonen unterstützen – wie z.B. die Bereitstellung von Schattenbereichen in heißen Klimazonen oder beheizten Innenräumen in kalten Regionen – kann dazu beitragen, die Gesundheit und das Wohlbefinden der Bevölkerung zu verbessern.

In einer Welt, die sich durch den Klimawandel ständig verändert, ist es entscheidend, die Auswirkungen des Klimas auf das tägliche Verhalten anzuerkennen und anzupassen, um sowohl individuelle als auch gemeinschaftliche Gesundheit und Wohlbefinden zu fördern.

3.3 Klima und soziale Interaktionen

Das Klima beeinflusst nicht nur individuelles Verhalten und Gesundheit, sondern hat auch tiefgreifende Auswirkungen auf soziale Interaktionen, Muster und

Traditionen. Diese Aspekte der menschlichen Gesellschaft sind eng mit den klimatischen Bedingungen der jeweiligen Regionen verknüpft.

In verschiedenen Teilen der Welt haben sich kulturelle Muster und soziale Traditionen entwickelt, die stark vom lokalen Klima beeinflusst sind. Diese Traditionen umfassen Aspekte wie Feste, Feierlichkeiten, Kleidung, Essgewohnheiten und sogar Architektur, die alle auf die Anpassung an das jeweilige Klima abzielen.

In Regionen mit ausgeprägten Jahreszeiten, wie in vielen Teilen Europas und Nordamerikas, sind soziale Veranstaltungen und Feste oft saisonal ausgerichtet. Zum Beispiel werden im Herbst Erntedankfeste gefeiert, während im Winter zahlreiche Feste und Feiern stattfinden, die dazu dienen, die dunkleren und kälteren Monate aufzuhellen. In diesen Kulturen haben sich soziale Muster entwickelt, die den Wechsel der Jahreszeiten widerspiegeln und die Menschen dazu anregen, sich zu bestimmten Zeiten des Jahres zu versammeln und zu feiern.

In Gegenden mit konstant warmem Klima, wie in vielen tropischen Regionen, können Feste und soziale Zusammenkünfte häufiger im Freien stattfinden. Hier sind Aktivitäten und Feiern oft weniger von der Jahreszeit abhängig und mehr von anderen Faktoren wie landwirtschaftlichen Zyklen oder religiösen Ereignissen.

Das Klima beeinflusst auch die täglichen sozialen Interaktionen. In heißen Klimazonen zum Beispiel ist die

Siesta – eine Pause während der heißesten Stunden des Tages – in einigen Kulturen zu einem festen Bestandteil des täglichen Lebens geworden. Diese Praxis fördert nicht nur das Wohlbefinden in der Hitze, sondern strukturiert auch den sozialen Rhythmus des Tages.

Darüber hinaus spiegelt sich das Klima in der traditionellen Kleidung und Architektur wider. Kleidungsstile in verschiedenen Teilen der Welt passen sich den klimatischen Bedingungen an – von lockerer und luftiger Kleidung in tropischen Gebieten bis hin zu dicker, isolierender Kleidung in Polarregionen. Ebenso sind Häuser und Gebäude oft so gestaltet, dass sie den klimatischen Anforderungen gerecht werden – beispielsweise mit hohen Decken und großen Fenstern in heißen Regionen zur Förderung der Luftzirkulation oder mit kompakten und gut isolierten Designs in kalten Gebieten zur Wärmespeicherung.

Diese klimabedingten sozialen Muster und Traditionen sind nicht nur ein Ausdruck kultureller Vielfalt, sondern auch ein Zeugnis menschlicher Anpassungsfähigkeit und Kreativität. Sie zeigen, wie Gemeinschaften im Laufe der Zeit gelernt haben, mit den Herausforderungen und Gelegenheiten ihres natürlichen Umfelds umzugehen. Das Klima hat somit einen unmittelbaren Einfluss darauf, wie Menschen interagieren, feiern und ihr tägliches Leben organisieren.

Mit dem fortschreitenden Klimawandel stehen viele dieser traditionellen Muster und Praktiken jedoch vor neuen Herausforderungen. Veränderte klimatische Bedingungen können dazu führen, dass einige traditionelle Praktiken weniger praktikabel oder relevant werden. Dies erfordert eine Anpassung der sozialen Traditionen und Muster, um den neuen Realitäten gerecht zu werden.

Insgesamt sind soziale Interaktionen und Traditionen tief mit dem Klima verwurzelt. Das Verständnis dieser Beziehung ist entscheidend, um die kulturelle Identität zu bewahren und gleichzeitig auf die veränderlichen Umweltbedingungen zu reagieren. Die Anpassung an den Klimawandel wird somit nicht nur eine Frage der physischen Anpassung sein, sondern auch eine der kulturellen und sozialen Anpassungsfähigkeit.

4. Erwartete Veränderungen der Einflüsse durch den Klimawandel

4.1 Langfristige gesundheitliche Auswirkungen

Der Klimawandel hat nicht nur unmittelbare Auswirkungen auf die Umwelt, sondern beeinflusst auch langfristig die menschliche Gesundheit. Zu den Hauptproblemen gehören die Zunahme von hitzebedingten Erkrankungen und die Verbreitung von vektorübertragenen Krankheiten.

Mit dem Anstieg der globalen Durchschnittstemperaturen wird auch eine Zunahme von hitzebedingten Gesundheitsproblemen erwartet. Diese umfassen ein breites Spektrum von Erkrankungen, angefangen bei relativ milden Zuständen wie Hitzekrämpfen und Hitzschlägen bis hin zu schwerwiegenderen Bedingungen wie Herzinfarkten. Ältere Menschen, Kinder, chronisch Kranke und Personen, die im Freien arbeiten, sind besonders gefährdet.

Hitzewellen, die in Häufigkeit und Intensität zunehmen, können zu einer Überlastung der Gesundheitssysteme führen, da sie eine erhöhte Zahl von Notfalleinweisungen und medizinischen Behandlungen nach sich ziehen. Neben den direkten Auswirkungen auf die Gesundheit können extreme Hitzebedingungen auch indirekte Gesundheitsrisiken bergen, wie eine Beeinträchtigung der Wasser- und Lebensmittelversorgung, die zu Dehydratation und Ernährungsunsicherheit führen können.

Der Klimawandel beeinflusst auch die Verbreitung von vektorübertragenen Krankheiten, also von Krankheiten, die durch Vektoren wie Mücken und Zecken übertragen werden. Änderungen in Temperatur und Niederschlagsmustern können die geografischen Verbreitungsgebiete dieser Vektoren erweitern, wodurch Krankheiten wie Malaria, Dengue-Fieber und Lyme-Borreliose in neue Gebiete vordringen können.

Höhere Temperaturen können die Lebenszyklen von Vektoren beschleunigen und ihre Fortpflanzungsrate erhöhen, was zu einer höheren Populationsdichte und damit zu einer erhöhten Übertragungsrate von Krankheiten führen kann. Zudem können Veränderungen im Niederschlagsmuster neue Brutplätze für vektorübertragende Insekten schaffen oder bestehende Brutplätze beeinflussen.

Die Bekämpfung der Verbreitung vektorübertragener Krankheiten im Kontext des Klimawandels erfordert verstärkte Überwachungs- und Kontrollmaßnahmen, die Anpassung von Gesundheitssystemen, um neue Herausforderungen zu bewältigen, und die Förderung von Forschung und Entwicklung in den

Bereichen Prävention und Behandlung dieser Krankheiten. Zudem ist es wichtig, dass Gesundheitssysteme flexibel und anpassungsfähig sind, um auf Veränderungen in den Mustern der Krankheitsübertragung reagieren zu können. Insgesamt erfordern die langfristigen gesundheitlichen Auswirkungen des Klimawandels, insbesondere die Zunahme von hitzebedingten Erkrankungen und die Verbreitung von vektorübertragenen Krankheiten, umfassende Strategien und koordinierte internationale Anstrengungen. Diese sollten sowohl präventive Maßnahmen als auch die Stärkung der gesundheitlichen Infrastruktur und Notfallplanung umfassen, um die öffentliche Gesundheit in einer sich verändernden klimatischen Umgebung zu schützen und zu fördern.

4.2 Klima im Kontext verschiedener Kulturen

Das Klima beeinflusst nicht nur die physische Umwelt, sondern prägt auch tiefgreifend die sozialen und kulturellen Aspekte des Lebens. Verschiedene Kulturen haben im Laufe der Zeit einzigartige Lebensstile und Anpassungsstrategien entwickelt, die eng mit den klimatischen Bedingungen ihrer Umgebung verbunden sind. Diese kulturellen Unterschiede und traditionellen Weisheiten im Umgang mit dem Klima sind von unschätzbarem Wert, besonders im Kontext des globalen Klimawandels.

Die Lebensweise von Menschen in verschiedenen Teilen der Welt spiegelt die Anpassung an das jeweilige lokale Klima wider. In kalten Klimazonen, wie in Teilen Skandinaviens und Russlands, beinhalten Lebensstile

Strategien zur Wärmespeicherung und Schutz vor Kälte, wie z.B. isolierte Wohnungen, schwere Kleidung und eine nahrhafte, energiereiche Ernährung. In heißen und trockenen Regionen, wie in vielen Teilen des Nahen Ostens und Afrikas, hingegen sind Architektur und Lebensgewohnheiten darauf ausgerichtet, Kühle zu bewahren und effizient mit Wasser umzugehen.

Darüber hinaus beeinflusst das Klima auch kulturelle Praktiken wie Essgewohnheiten, Feste und sogar die Architektur. Beispielsweise werden in tropischen Regionen häufig leichte und frische Lebensmittel verzehrt, während in kälteren Regionen wärmende und gehaltvolle Speisen bevorzugt werden.

Viele traditionelle Kulturen besitzen ein tiefes Verständnis für die natürlichen Rhythmen und Muster ihres Klimas und haben im Laufe der Jahrhunderte effektive Anpassungsstrategien entwickelt. Diese traditionellen Weisheiten können wertvolle Einblicke und Ansätze für den Umgang mit dem aktuellen Klimawandel bieten.

Beispielsweise haben indigene Gemeinschaften in verschiedenen Teilen der Welt ein umfangreiches Wissen über Landbewirtschaftung, Wassermanagement und den Schutz der Biodiversität, das auf einem engen Verhältnis zur Natur basiert. In vielen Kulturen gibt es traditionelle Bauweisen, die natürliche Materialien und Methoden nutzen, um effizient mit den klimatischen Herausforderungen umzugehen.

Die Anerkennung und Integration dieser traditionellen Weisheiten und Anpassungsstrategien in moderne Klimaanpassungspläne kann wesentlich dazu beitragen, nachhaltige und kultursensible Lösungen für den globalen Klimawandel zu finden. Diese traditionellen Ansätze betonen oft die Harmonie mit der Natur und die Bedeutung eines respektvollen und nachhaltigen Umgangs mit Ressourcen, was im heutigen Kontext des Klimawandels von besonderer Bedeutung ist.